ÉTUDE

SUR

LA DIGESTION ET L'ALIMENTATION

ET SUR LA

DIATHÈSE URIQUE

OUVRAGES DU MÊME AUTEUR

1º **Les doctrines médicales** — ou Essai sur les différentes théories qui ont successivement eu cours en médecine;

2º **Étude sur l'organisation de la médecine** et la *suppression des officiers de santé*;

3º **Du Rôle des phosphates dans l'organisme**, et en particulier du phosphate de fer (chimie, physiologie, thérapeutique);

4º **Essai sur les Injections sous-cutanées**, ou Nouvelles expériences physiologiques, toxicologiques et thérapeutiques.

5º **Étude sur la Diathèse urique;**

6º **Étude sur la Digestion et l'Alimentation** (mémoire lu à l'Institut, Académie des Sciences).

POUR PARAITRE PROCHAINEMENT

1º **Description du Spéculum Trousse**, formant 20 instruments et en contenant 45; — *du Trocart-seringue,* pour injections sous-cutanées, avec figures;

2º **Observations de Greffes animales autoplastiques curieuses**, avec figures;

3º **Essai sur les Maladies nerveuses.**

Paris. — Imprimerie Félix Malteste et Cie, rue des Deux-Portes-Saint-Sauveur, 22.

ÉTUDE

SUR LA

DIGESTION & L'ALIMENTATION

ET SUR LA

DIATHÈSE URIQUE

PAR

C.-L. SANDRA

DOCTEUR EN MÉDECINE DE LA FACULTÉ DE PARIS

Professeur libre de pathologie spéciale (maladies nerveuses)

Médecin des Sociétés de Secours mutuels

Des Enfants de Jacob, — de l'Union, — de l'Union parfaite, — des Amis fidèles
des Patrons et Ouvriers Lunettiers, — de Saint-Nicolas-des-Champs
de Saint-André, — de Saint-Hugues, etc.
Ancien Interne lauréat des hôpitaux et de l'École de Médecine de Tours (Médaille d'or)
Médaille d'argent du Gouvernement (Choléra)
Membre de la Société des Médecins de la Seine
Secrétaire de la Société médicale du Panthéon, — Membre correspondant
de la Société médicale de Poitiers
de la Société impériale de Médecine de Marseille, etc.

—oo⚬oo—

Je prétends hardiment qu'un médecin
judicieux peut se passer plus facilement de
médecine dans les maladies chroniques que
d'une sage ordonnance d'alimentation.

MOLESCHOTT.
(Préface à la *Physiologie des aliments*.)

DEUXIÈME ÉDITION, REVUE ET CORRIGÉE

PARIS

ADRIEN DELAHAYE, LIBRAIRE-ÉDITEUR

Place de l'École de Médecine

—

1865

A MON PÈRE

A.-L. Sandras, ancien Recteur d'Académie
Chevalier de la Légion d'honneur.

—

A LA MÉMOIRE DE MON ONCLE ET AMI

C.-M. Sandras, ancien Médecin de l'Hôtel-Dieu
Chevalier de la Légion d'honneur.

—

A TOUS LES TRAVAILLEURS MÉCONNUS

Hommage respectueux !

PRÉFACE

Ce Mémoire n'est, à proprement parler, que la reproduction d'une des leçons que j'ai eu l'occasion de faire à l'École pratique de la Faculté de Médecine à Paris, sur les *maladies nerveuses*.

Comme cette partie de la pathologie est, suivant moi, l'une des plus importantes et des plus mal connues, j'avais eu d'abord l'intention de réunir dans un grand ouvrage tout ce qui avait été écrit de bien sur ce sujet, mais j'ai été bientôt arrêté par les difficultés sans nombre d'une pareille entreprise.

Dérangé à tout moment par les exigences d'une nombreuse clientèle, j'ai dû me borner, *provisoirement*, à mettre en ordre les notes que j'avais recueillies depuis tantôt quinze ans, et à publier quelques mémoires. Sur le conseil de plusieurs hommes sérieux, je me suis décidé à donner lecture de celui-ci à l'Institut, où il m'a paru avoir été l'objet d'une attention soutenue. Depuis, la *Société médicale du Panthéon* a jugé notre travail si favorablement, qu'elle avait proposé de le faire imprimer à ses frais, mais nous avons préféré le faire imprimer aux nôtres, afin d'en pouvoir faire hommage à cette savante Compagnie.

La première édition de notre Mémoire ayant été rapidement épuisée, nous en publions aujourd'hui une seconde, et sur la demande de quelques personnes, nous l'avons fait suivre de notre travail complémentaire sur la *Diathèse urique*.

Si quid novisti rectius istis, doctior imperti.

Paris, le 1ᵉʳ décembre 1865.

Dᵣ L. SANDRAS.

ÉTUDE

SUR

LA DIGESTION ET L'ALIMENTATION

> Je prétends hardiment qu'un médecin judicieux peut se passer plus facilement de médecine dans les maladies chroniques que d'une sage ordonnance d'alimentation.
>
> MOLESCHOTT.
> (Préface à la *Physiologie des aliments*.)

S'il est vrai de dire que la mort survient par la cessation des fonctions du cerveau, du cœur ou des poumons, il convient d'ajouter que ces différentes fonctions ne peuvent s'exécuter que si la fonction digestive s'exécute elle-même convenablement.

En effet, c'est la digestion qui fournit les principes ou éléments qui vont former le sang et, par suite, tous les organes ; or, si ces principes, ces matériaux ne sont pas de bonne qualité, ou bien s'ils ne sont pas convenablement élaborés, il en résultera nécessairement une altération du chyle, des humeurs, du sang, des tissus, et, par suite, une perturbation quelconque dans l'organisme. Ici on verra se développer la scrofule , là les tubercules, ailleurs la chlorose et l'interminable série des *maladies nerveuses*, qui, soit dit en passant, ne sont souvent si difficiles à guérir que parce qu'on leur a laissé prendre droit de domicile pendant un temps fort long.

Aussi, bien que l'étude des phénomènes de la digestion ait été faite et refaite un très-grand nombre de fois , elle nous présente toujours un véritable intérêt, non pas seulement parce qu'elle appelle notre attention sur certains faits qui avaient pu nous échapper, mais encore parce qu'elle nous conduit le plus souvent à des résultats pratiques d'une valeur incontestable.

L'étude que je me propose de faire aujourd'hui aura surtout pour but d'arriver à *faire connaître la cause réelle de plusieurs maladies* en quelque sorte constitutionnelles, et de fournir des indications ou des moyens convenables pour y remédier.

Il n'entre nullement dans mon idée d'énumérer ici successivement les différents phénomènes de la digestion, ni de décrire la forme et la structure des orga-

nes qui servent à l'accomplissement de cette fonction ;
mais j'insisterai sur des faits qui sont extrêmement
importants et qui sont, ou peu connus, ou tout au
moins oubliés du plus grand nombre.

Un homme pèse en moyenne 64 *kilogrammes*.

Sur ce poids, il y a en matière

solides. . . . . 20 *kilogrammes*,
et en eau deux fois plus, soit . . 44 *kilogrammes*.

Dans l'état de santé, et alors qu'il n'y a ni crois-
sance ni décrépitude, il entre dans l'organisme, par
vingt-quatre heures,

tant en aliments qu'en boissons. 2,630 *grammes*,
et il en sort une quantité précisé-
ment égale de. . . . . . . 2,630 *grammes*
de matières diverses appelées *excreta*, qui se trouvent
ainsi réparties :

Matières fécales. . . . . 130 *grammes*.
Vapeur d'eau par le poumon. 500 *grammes*.
Vapeur d'eau par la peau. . 1,000 *grammes*.
Eau, urée et sels par les urines. 1,000 *grammes*.

Total des excreta. . . 2,630 *grammes*.

Tant que la quantité des *excreta* reste égale à celle
des ingesta, le poids du corps n'augmente, ni ne

diminue, et la santé reste bonne. — Je dois ajouter cependant que cette quantité de 1,000 grammes de vapeur d'eau rendue chaque jour par la peau, en bonne santé, est susceptible de varier considérablement ; mais on peut dire que si elle diminue, la quantité d'eau rendue par les urines augmente, ou bien que, réciproquement, si la quantité des urines diminue, la quantité d'eau rendue par la peau augmente. Il y a encore ici confirmation de cette grande loi naturelle que j'ai cru pouvoir appeler *balancement physiologique* et sur laquelle je me propose de revenir un jour en traitant de l'effet des différentes médications. On verra alors que toutes les actions médicatrices consistent à substituer un état à un autre qui peut, dans l'ordre physiologique ou pathologique, être considéré comme *un équivalent*, exactement comme, dans les combinaisons chimiques, on peut substituer dans un composé un équivalent d'un corps à un équivalent d'un autre corps.

Si l'on venait à s'étonner en pensant que nous perdons tous les jours en moyenne un kilogramme d'eau par la peau, je répondrais que cela ne doit pas nous surprendre, si nous voulons bien nous rappeler que la surface de la peau du corps humain est de

13,000 *centimètres carrés,* et que le nombre des glandes sudorifères répandues sur cette large surface est de 2 *millions* environ.

Nous avons dit précédemment qu'il entrait tous les jours dans notre corps 2,630 grammes de matières alimentaires et qu'il en sortait précisément autant, ce qui fait que nous n'augmentons ni ne diminuons en poids. Or, il importe de remarquer ceci : c'est que ce ne sont pas les matières alimentaires récemment introduites dans le tube digestif qui sont ainsi éliminées, mais bien celles qui ont été introduites antérieurement. En effet, lorsque les fonctions s'exécutent régulièrement, les substances nutritives digérées sont portées dans le torrent circulatoire, puis dans les poumons pour y être brûlées à peu près comme l'huile dans une lampe ou comme la cire de nos bougies, et cela en produisant une certaine quantité de chaleur (1), qui constitue ce qu'on appelle la chaleur

(1) Cette combustion commence dans le poumon pour se continuer dans tout l'appareil circulatoire ; je ne parle pas de la chaleur qui se dégage pendant la digestion comme pendant toutes les actions chimiques énergiques, fait qui a été signalé dernièrement par notre collègue et ami, le docteur Kauffmann, et qui me paraît avoir été entrevu par les anciens, tout aussi bien que l'action du système nerveux sur la circulation.

animale et qui maintient le corps de l'homme à une température à peu près constante de 40 *degrés* centigrades environ. Ainsi, on peut admettre que l'homme use ou brûle *par heure, en moyenne,* 1 gramme d'azote et 12 grammes de carbone, ou en vingt-quatre heures environ : 20 grammes d'azote et 300 grammes de carbone.

Un homme brûle donc en réalité, dans l'acte respiratoire, plus de 105 kilogrammes de carbone ou de charbon par an. Or, cette quantité est sensiblement égale à celle qui existe dans une demi-voie de bois à brûler, d'où l'on voit que chaque homme, en respirant, restitue à l'atmosphère (sous forme d'acide carbonique) une quantité de carbone capable de former un stère de bois ; et comme la population de la France est d'environ 40 *millions* d'individus, on voit que le produit de leur respiration peut fournir la quantité de charbon contenu dans 40 millions de mètres cubes de bois de chauffage.

Chacun sait aujourd'hui que les plantes empruntent le carbone ou charbon qui les constitue essentiellement à l'acide carbonique contenu dans l'air et qui provient en partie de la respiration des animaux ; mais il n'est pas hors de propos de rappeler que c'est en absorbant l'acide carbonique et en condensant le carbone dans leur intérieur que *les végétaux purifient l'air*, et qu'ils rendent l'air des forêts et des campagnes si pur et si favorable à la santé.

Or, il faut que l'homme trouve cette quantité de 300 grammes de carbone et 20 grammes d'azote dont il a besoin chaque jour, dans sa ration alimentaire, et c'est effectivement ce qui a lieu ; ainsi :

1,000 grammes de viande contiennent 30 grammes d'azote et 100 grammes de carbone ;

1,000 grammes de pain contiennent 10 grammes d'azote et 300 grammes de carbone.

D'où l'on voit immédiatement que le pain et la viande pourraient, à la rigueur, être employés exclusivement comme aliments.

Mais, pour arriver à trouver la ration alimentaire de l'homme avec de la viande seule, il faudrait en manger 3,000 *grammes* par jour, ce qui coûterait fort cher, ferait perdre 70 *grammes* d'azote et fatiguerait énormément l'estomac.

Pour arriver à trouver la ration alimentaire avec du pain seul, il faudrait manger 2,000 grammes de pain, mais alors on perdrait inutilement 300 grammes de carbone et on aurait une nourriture peu agréable.

Avec une nourriture mixte composée de pain et de viande, on arrive à un résultat aussi satisfaisant pour la pratique que pour la théorie. En effet :

	Carbone.	Azote.
1,000 grammes de pain contiennent	300 gr.	10 gr.
300 gramm. de viande contiennent	30	10
	330 gr.	20 gr.

Il serait facile de démontrer que cette ration alimentaire, en quelque sorte type, peut être légèrement modifiée sans inconvénients; mais on peut compter que la ration pain doit être trois ou quatre fois plus considérable que la ration viande, si on ne veut pas produire une fatigue digestive et une perte d'aliments azotés. *(Béclard.)*

Il ne faut pas oublier, en effet, que la digestion des substances alimentaires ne peut être obtenue que grâce à l'intervention d'une certaine quantité de liquide sécrété par les organes digestifs. Or, même pour les digestions ordinaires, la quantité de liquides sécrétés est déjà très-considérable. Il résulte, en effet, des recherches de MM. Bidder et Schmidt, qu'il n'y a pas moins de 10 *kilogrammes* de liquides sécrétés en vingt-quatre heures par les organes digestifs pour désagréger, laver, dissoudre les aliments ingérés.

Si, à ces 10 kilogrammes de liquides digestifs, on ajoute les 2,630 grammes de matières alimentaires et de boissons importées de l'extérieur pour réparer la perte journalière, ou, si l'on veut, la dépense journalière nécessitée par l'entretien de l'organisme, on voit qu'il y a, en réalité, 25 *livres de substances* répandues chaque jour sur la surface digestive et qui sont absorbées dans le même espace de temps. Si ce chiffre, au premier abord, semble paradoxal, je rappellerai que la surface digestive n'est pas égale à un cordon de 11 mètres de long, mais bien à une surface d'environ 4 mètres carrés, dont 2 mètres sont destinés à l'absorption, et 2 mètres sont destinés à la sécrétion. Quant à l'abondance de cette sécrétion qu'il n'est pas toujours possible de constater expérimentalement, il est facile d'en avoir une idée, quand on songe à la quantité de matières liquides rendues en quelques heures après une indigestion, une purgation ou une attaque de choléra.

Ces liquides digestifs sont les uns *alcalins*, comme la salive, le suc pancréatique, la bile ; — les autres *acides*, comme le suc gastrique ; ils renferment en outre des matières organiques spéciales, des *ferments solubles*, c'est-à-dire des substances organiques phosphorées ou phosphatées capables de désagréger, de dédoubler, de métamorphoser certaines matières neutres et de les rendre solubles et absorbables. Ainsi la *diastase* salivaire et pancréatique attaque l'amidon, le liquéfie et le convertit en glycose. La *pepsine*, chymosine ou gastérase, coagule puis redissout les matières albuminoïdes ou azotées et transforme la viande, la fibrine, l'albumine, le gluten, la caséine, la légumine en albuminose, c'est-à-dire en une matière endosmotique et incoagulable.

L'albuminose est aux aliments azotés ce que la glycose est aux aliments amylacés.

Cette pepsine, qui transforme les matières albuminoïdes *insolubles* en albuminose *soluble*, est elle-même une matière albuminoïde soluble, et l'on peut dire qu'elle se digère elle-même. De plus, elle présente avec le caséum une très-grande analogie, et comme composition chimique et comme action physiologique. Aussi ne serais-je pas étonné de voir un jour la science confirmer de tout point une proposition qui, bien que formulée d'une manière étrange, me paraît être l'expression de la vérité, c'est que la *meilleure pepsine, c'est du fromage*.

Au premier abord, quelques personnes instruites

ou du moins réputées telles, ne manqueront pas de se récrier; mais pourtant, en réfléchissant un peu, on pourra se convaincre :

Premièrement, qu'il y a de la pepsine dans le fromage, puisque le fromage est le caséum du lait coagulé par des caillettes chargées de pepsine ;

Deuxièmement, que le caséum présente une composition chimique, une odeur, une manière d'être et d'agir analogues, sinon identiques, à celles de la pepsine ;

Troisièmement, que le fromage active la digestion et surtout la digestion des matières albuminoïdes ou azotées. Et si l'on me demandait d'en fournir la preuve, je ne viendrais pas étaler devant les yeux d'un auditoire une série d'appareils plus ou moins compliqués; je ne proposerais pas, comme certains artistes, de maintenir, pendant six ou quinze heures, des vases chauffés à 40 dégrés, contenant un peu de fibrine de veau ou de vache avec du fromage acidulé; non, je me contenterais de rappeler un fait bien connu de tout le monde et que nous avons probablement tous vu mettre en pratique, si nous ne l'y avons pas mis nous-mêmes : ce fait, c'est qu'on mange le fromage au dessert, c'est-à-dire après le dîner. — Eh bien, si l'on mange le fromage au dessert, c'est-à-dire après les mets substantiels, ou les aliments albuminoïdes, et si l'on boit avec plaisir un verre de vin par-dessus le fromage, ce n'est pas une simple affaire de mode ou de caprice ; non, il y a là un usage général ; or un usage général, on peut en être certain, repose sur un instinct, c'est-à-dire sur un besoin naturel. Quand, après avoir dîné, vous mangez un morceau de fromage et buvez un verre de vin, vous prenez en réalité de la pepsine que vous acidifiez avec de l'acide tartrique étendu d'eau contenu dans le vin. Et la digestion s'effectue souvent mieux dans ce cas que lorsque nous autres médecins nous cherchons à l'obtenir en prescrivant la pepsine des pharmaciens (1).

Pourquoi la médecine et la pharmacie ne cherchent-

(1) Un jugement rendu dernièrement par le Tribunal correctionnel de la Seine a constaté que l'on vendait, sous le nom de pepsine pure, de la *fécule* presque pure, et j'ajoute que la pepsine Boudault, qui est étiquetée pepsine pure, et qui est une des meilleures du commerce, contient une énorme quantité de fécule. En admettant que cette pepsine possède réellement toute l'activité digestive que lui attribue son auteur, il faudrait en prendre plus de vingt grammes pour digérer en douze heures une côtelette de 125 grammes. Cette digestion, qui dure douze heures et coûte plus de 6 francs, me paraît un peu longue et un peu chère; si encore j'avais pu l'obtenir!!! Voir, pour plus amples détails, le rapport fait à la Société médicale du Panthéon.

elles pas à utiliser le ferment contenu dans la salive pour faciliter la digestion des matières féculentes, comme elles ont cherché à utiliser le ferment contenu dans le suc gastrique pour faciliter la digestion des matières albuminoïdes, puisque, d'une part, la *diastase* salivaire joue, par rapport à la digestion des aliments féculents ou *non azotés*, le même rôle que la *gastérase* ou *pepsine* joue par rapport à la digestion des aliments *azotés*, et puisque, d'autre part, il y a bien autant de personnes qui ne digèrent pas les fécules que de personnes qui ne digèrent pas les viandes ?

Voilà une question qui nous paraît assez difficile à résoudre, mais à propos de laquelle nous nous hasarderons cependant à faire quelques réflexions. — D'abord, il y a bien des personnes qui prennent de la pepsine, ou qui même en prescrivent sans s'être rendu compte des effets de cette substance et même sans savoir ce que c'est. Ensuite, comme il est infiniment plus facile de se procurer de la salive que du suc gastrique, nous avons plus de tendance à attacher de la valeur à un produit rare et cher qu'à un produit commun. — Enfin, quand on prend de la pepsine on ne songe pas que l'on avale en réalité de la raclure d'estomac de veau ou de mouton, tandis que si l'on prenait de la diastase salivaire on aurait un profond dégoût, une véritable horreur, en songeant que l'on doit avaler les résidus des crachats de son semblable.

Je sais bien qu'il serait possible de cacher, jusqu'à un certain point, la nature du produit, en lui imposant le nom de *ptyaline ;* mais j'ai hâte d'abandonner ce sujet de matière médicale physiologique, car je n'ai pas la prétention d'introduire dans la thérapeutique de nouveaux produits organiques, ou plutôt de nouvelles immondices. Je laisse la pepsine avec la diastase salivaire, l'huile de foie de morue, le sang des règles, l'urine et les cataplasmes de matières fécales (1), et je reviens à l'étude de la digestion, qui n'est en réalité que le commencement ou l'une

---

(1) On lit dans la Bible que Dieu dit à Ézéchiel : « Prends du froment, de l'orge, des fèves, des lentilles, du millet, de la vesce, fais-en des pains pour autant de jours que tu dormiras sur le côté. Tu le mangeras (pendant 390 jours), comme un gâteau d'orge et tu le couvriras de l'*excrément* qui sort du corps de l'homme. — Les enfants d'Israël mangeront ainsi leur pain souillé. — Va, je te donne de *la fiente de bœuf au lieu de fiente d'homme, et tu la mettras avec ton pain.* (Ézéchiel, IV ; 9-12-14-15.)

Bien que le R. P. dom Calmet affirme que tout cela n'est pas seulement un emblème, mais bien aussi une réalité, il me semble fort difficile d'admettre que des hommes aient pu se conformer à de pareils préceptes, *qui me paraissent fort peu hygiéniques.*

des phases de cette question si *complexe* et si important
tante de l'alimentation.

Après avoir dit que l'albuminose est aux aliments
azotés ce que la glycose est aux aliments féculents;
après avoir rappelé le rôle de la diastase et de la
gastérase, nous devons ajouter que ces ferments sont
des corps phosphorés ou phosphatés.

Nous aurons bientôt l'occasion de revenir sur le
rôle important que doivent jouer le phosphore et ses
composés dans l'alimentation, aussi bien que dans
l'organisme lui-même, nous nous bornons à constater
dès à présent :

1° Qu'il se trouve dans tous les liquides et dans
tous les tissus de l'organisme;

2° Qu'il se trouve dans tous les liquides digestifs;

3° Qu'il se trouve dans les substances alimentaires
les plus nutritives, l'huile de foie de morue, etc. (1).

Il est assurément très-utile et très-juste de diviser
les aliments en aliments *azotés* ou *plastiques* et en
aliments *non azotés* ou *respiratoires*; mais nous croyons
que si l'on n'a pas exagéré la valeur de la molécule

(1) On trouvera le développement de ces propositions dans mon
Mémoire, intitulé *du Rôle des phosphates dans l'organisme.*

azote, considérée comme aliment, on n'a pas fait une
assez grande attention aux molécules soufre et phosphore, qui jouent un si grand rôle dans l'organisme.
Le phosphore n'est pas seulement remarquable entre
tous les corps simples par sa merveilleuse propriété
de produire spontanément la lumière et la chaleur,
mais encore il est indispensable à la production de la
vie et semble en quelque sorte présider au développement de l'intelligence humaine. Car, *sans phosphore, point de substance cérébrale*, et *sans substance cérébrale, point d'intelligence*. Aussi, je m'étonne
que les physiologistes n'aient pas fait plus attention
à la molécule phosphore, considérée comme aliment,
car c'est à elle qu'il faut attribuer, au moins en partie, l'action si efficacement alimentaire de la laitance,
de la cervelle, des œufs, de la viande et de toutes les
substances albuminoïdes (Baud.). Lorsqu'on fait dissoudre les substances albuminoïdes dans de la po-
tasse ou de la soude caustique et qu'on verse un
acide dans la liqueur, on voit se former des flocons
grisâtres qui, par la dessiccation, se transforment en
une masse dure et cassante, en même temps il se
dégage une odeur prononcée d'acide *sulfhydrique*,
et la liqueur renferme de l'acide *phosphorique*. La

matière grisâtre qui s'est précipitée, c'est la matière *azotée simple*, la *protéine*, puisqu'il faut l'appeler par son nom scientifique, mais cette protéine ne constitue qu'une partie de la matière albuminoïde ; car nous avons vu qu'en se précipitant elle laisse apparaître deux nouveaux corps élémentaires, le *soufre* et le *phosphore*.

Dire à quel état de combinaison le soufre et le phosphore se trouvent dans les matières albuminoïdes nous paraît chose fort difficile ; aussi nous bornerons-nous à constater que des chimistes distingués pensent que les substances albuminoïdes sont des combinaisons de *protéine* ou de matière *azotée*, avec des proportions variables de *sulfimide* et de *phosphimide*.

Que si, maintenant, on venait à me demander ce que c'est que cette sulfimide et cette phosphimide, je répondrais que ce sont des composés analogues à l'ammoniaque ; mais dans lesquels un des trois équivalents d'hydrogène se trouve remplacé par un équivalent soufre dans la sulfimide, et par un équivalent de phosphore dans la phosphimide. Ainsi :

La formule de l'ammoniaque étant $= Az\,H^2 + H$.

La formule de la sulfimide est $= Az\,H^2 + S$.

La formule de la phosphimide est $= Az\,H^2 + Ph$.

Nous dirons d'une manière générale qu'il y a :

1° Les *aliments gras* ou les *graisses*, qui sont essentiellement composées d'hydrogène et de carbone; l'oxygène ne s'y trouvant qu'en faibles proportions, on peut en quelque sorte en faire abstraction, et considérer les graisses comme des *hydrogènes carbonés*.

2° Les *aliments amylacés*, comme les fécules, les sucres, les gommes, qui sont formés de parties égales d'hydrogène, de carbone et d'oxygène ; on peut, en conséquence, les considérer comme composés d'*eau* et de *charbon*, et dans certains cas, comme des *hydrogènes carbonés* unis à de l'*oxygène*, c'est-à-dire à des *graisses oxygénées*.

En effet, $COH = HO + C$ ou $HC + O$.

3° Les *aliments albumineux* ou matières albuminoïdes, qui renferment non-seulement de l'oxygène, de l'hydrogène, du carbone et de l'azote, mais encore du soufre, du phosphore, et parfois même du fer, de la soude et de la chaux. Il résulte d'expériences faites par M. Haughton, de Dublin, que sur les individus soumis au régime animal, la quantité d'*acide phosphorique* rendue par les urines est plus considérable que chez les individus soumis au régime végétal.

Voici en grains la quantité d'acide phosphorique

rendue en vingt-quatre heures, par cinq individus :

	Régime végétal.	Régime animal.
1.	30,00	47,14
2.	32,47	43,28
3.	22,78	40,78
4.	27,54	38,10
5.	20,70	29,43

Si maintenant nous admettons qu'un *aliment* est toute substance qui, introduite dans le corps, sert à le *nourrir*, c'est-à-dire à réparer ses pertes et même à l'accroître jusqu'à certaines limites posées par la nature, il faudra admettre que le *fer*, le *phosphore*, le *soufre*, la *chaux*, la *soude* et la *magnésie sont des aliments* au même titre que le carbone, l'azote, l'hydrogène et l'oxygène ; car, en l'absence de l'un ou l'autre de ces principes, la vie ne saurait subsister. Aussi qu'arrive-t-il? C'est que lorsque ces éléments ne se trouvent pas en quantité ou en proportions convenables dans nos aliments, ou bien que lorsque, par une cause quelconque, notre organisation ne sait pas ou ne peut pas les séparer, les extraire des aliments qui les contiennent, pour se les assimiler, l'alimentation devient insuffisante, la santé s'altère et l'on voit apparaître des états morbides différents auxquels les auteurs assignent des noms plus ou moins heureux, et auxquels le médecin parvient quelquefois à remédier en administrant un ou plusieurs de ces éléments constituants par excellence, le fer, le phosphore, le soufre, la chaux, la soude et la magnésie.

Ces notions préliminaires étant acquises, il nous reste à étudier comment ces différentes matières alimentaires sont attaquées, désagrégées, dissoutes par les liquides digestifs, comment elles deviennent des aliments qui vont réparer les pertes de l'organisme.

Les matières alimentaires sont attaquées, désagrégées, dissoutes, par des ferments différents dont nous avons déjà parlé :

1° La *diastase* salivaire et pancréatique qui rend solubles les matières amylacées ou *fécules* ; 2° la *gastérase*, pepsine ou chymosine, qui rend solubles les matières albuminoïdes ou *viandes*. Mais ces ferments n'auraient qu'une action insuffisante pour dissoudre les matières alimentaires, si la nature prévoyante n'avait fait sécréter par certains organes des torrents de liquides *alcalins* qui agissent sur les graisses, et des torrents de liquides *acides* qui agissent spécialement sur les matières terreuses, salines, et particulièrement sur les matières minérales libres ou associées aux matières organiques. Lorsque cette acidité est insuffisante, une sorte d'instinct médicateur nous porte à y remédier pour ainsi dire artificiellement, en nous faisant introduire dans notre alimentation des liquides acides étendus, et particulièrement du vinaigre, qui n'est autre chose que de l'acide acétique étendu d'eau. C'est encore par la même raison que l'on mange la salade après le rôti; en effet, la salade est assaisonnée avec de l'acide acétique, qui agit de la même manière que les acides lactique et chlorhydrique pour faciliter la désagrégation et la digestion des matières albuminoïdes en général et de la viande en particulier.

Mais pour en revenir à l'explication de la digestion la plus simple, que j'appellerai la digestion normale (bien que ce ne soit peut-être pas celle qui s'effectue le plus fréquemment chez l'homme en bonne santé), nous dirons qu'il y a dans l'estomac deux acides :

1° L'*acide lactique*; 2° l'*acide chlorhydrique*.

Ces deux acides concourent puissamment l'un et l'autre à attaquer, à désagréger, à dissoudre, et partant à rendre solubles et absorbables un grand nombre de substances insolubles, et particulièrement les matières terreuses comme les phosphates, le fer, la chaux, qui se trouvent dans nos aliments.

D'où proviennent ces acides lactique et chlorhydrique? C'est ce que nous allons tâcher d'expliquer. Les matières féculentes, sucrées, gommeuses, $C^{12}H^{12}O^{12}$, en présence des myriades d'infusoires contenues dans nos boissons, aussi bien qu'en présence des matières albuminoïdes en décomposition, peuvent se dédoubler et donner naissance à de l'acide lactique $C^{6}H^{6}O^{6}$.

L'acide lactique, une fois formé, chasse l'acide chlorhydrique contenu dans les chlorures hydratés qui se rencontrent dans l'estomac, et qui proviennent, soit de nos aliments, soit du sel de cuisine ou chlorure de sodium que nous prenons à nos repas ; puis ces deux acides lactique et chlorhydrique libres, associés et étendus d'eau, attaquent tous ou presque tous les sels minéraux introduits dans l'estomac et les rendent plus ou moins solubles et absorbables. Si ces sels minéraux se trouvent contenus dans nos aliments, incorporés avec les matières protéiformes ou albuminoïdes, la pepsine vient aider l'action désagrégeante de ces acides, ou plutôt ce sont ces acides qui facilitent et activent l'action de cette pepsine, non pas, comme on le dit à tort, parce qu'ils exaltent le pouvoir fermentescible de cette pepsine par une sorte d'action catalytique, mais purement et simplement, parce qu'ils forment une espèce d'*eau régale* qui opère la désagrégation, la dissolution des matières salines interposées, matières salines contre lesquelles la pepsine est sans effet.

C'est ainsi que les phosphates insolubles contenus dans la viande, les os et une foule de tissus animaux ou végétaux se transforment en phosphates acides solubles ou biphosphates, auxquels certains physiologistes ont fait jouer un rôle, peut-être exagéré quant au phénomène même de la digestion, mais à coup sûr trop minime quant au phénomène de l'alimentation. Toutefois, nous ferons observer que l'acide phosphorique trihydrique non-seulement ne coagule pas l'albumine, mais encore qu'il peut redissoudre la matière précipitée par l'acide monohydrique. C'est, par conséquent, une action qui se rapproche beaucoup de celle de la pepsine, et il est à croire qu'elle se produit parfois dans l'estomac après l'ingestion d'un corps composé d'acide phosphorique, comme les phosphates de chaux ou de fer, puisque l'usage de ces substances facilite souvent la digestion des substances albuminoïdes. C'est encore par l'intermédiaire de ces liquides acides que les sels insolubles de fer, et

le fer métallique lui-même, se dissolvent dans l'estomac et que le sang finit par se trouver chargé d'une
certaine quantité de chlorures, de phosphates et de
globules rouges contenant beaucoup de *phosphate* et
de *fer* au moins dans l'état de santé (1).

Ces globules, tout le monde le sait aujourd'hui,
constituent la partie la plus importante du sang, et
voici pourquoi, c'est qu'ils fixent l'oxygène dont ils
sont chargés sur les substances combustibles avec
lesquelles ils sont en contact et accomplissent le travail de l'hématose dans la profondeur des tissus.
Mais ces globules se gonflent, se déforment et disparaissent dans un liquide contenant de l'eau en très-
grande abondance, et ils ne conservent leur état normal que lorsque le sérum qui les baigne tient en
dissolution des matières salines en certaines proportions. Ces matières salines sont le chlorure de sodium

(1) D'après Berzelius et Muller, 1,000 parties de sang frais ren-
fermeraient 128 parties de globules renfermant 7,3 hématine et 6,02
suivant Becquerel et Rodier. Dans l'hématine il y aurait, d'après
Muller, 6,64 0/0 d'oxyde de fer; d'après Lehmann, 9 à 10 0/0 ; d'a-
près Lecanu, Teichmann et Rollet, 10 0/0 environ, ce qui ferait
de 50 à 70 centigrammes d'*oxyde de fer* par 1,000 grammes de
sang. Enfin, le globule contient 10 fois plus de *phosphate* que le
sérum. Sée.

et le phosphate de soude qui jouent en réalité un très-grand rôle dans le liquide sanguin, puisqu'ils lui donnent la propriété de charrier les globules rouges sans les altérer. De plus, la présence du phosphate de soude en dissolution dans l'eau ou dans le sérum augmente la solubilité de l'oxygène dans ces liquides, et, par conséquent, on conçoit que sa présence dans le sang puisse être favorable à l'action du travail respiratoire, c'est-à-dire à l'exercice d'une fonction sans le concours de laquelle la digestion ne sert à rien. (Milne Edwards.)

Si donc les sels comme les phosphates et les chlorures viennent à faire défaut dans le sang, celui-ci devient plus séreux, l'eau prédomine; les globules, au lieu de s'organiser, se déforment et disparaissent en même temps que la matière colorante; la sanguinification et l'hématose deviennent vicieuses et incomplètes; *le sang est imparfait*, impropre à exciter, à entretenir convenablement tout l'organisme, et particulièrement le système nerveux. *Alors commence l'exercice irrégulier des fonctions;* de là, tous ces désordres, ces symptômes aussi variés que variables que l'on observe dans la chlorose, et que l'on ne sait le plus souvent à quoi attribuer; de là ces dénominations si différentes données à un état morbide unique quant au fond, mais multiple quant à ses manifestations protéiformes ; de là ces aphorismes si vrais concernant les affections nerveuses. « *Non unam sedem aliquam habet, sed totius corporis est.* » — *Sanguis moderator nervorum.* — *Dies me deficeret si omnia quæ affectus hystericos gravant symptomata enumerare velim tam diversa atque abinvicem contraria, specie variantia, quam nec Proteus lusit unquam, nec coloratus spectatur chameleon.* (Sydenham.) — C'est qu'en effet le système nerveux, comme le sang, exerce son action sur toute l'économie.

Maintenant admettons, ce qui est d'ailleurs possible, qu'il y ait dans nos aliments tous les éléments nécessaires pour former notre sang. Si l'*air* que nous respirons est toxique ou simplement *moins pur*, moins riche en oxygène, l'hématose se fera moins bien, les matériaux combustibles provenant de l'alimentation s'useront dans l'organisme, mais sans y être utilisés, de même que les combustibles introduits dans un mauvais foyer peuvent y être brûlés sans produire de flamme et de chaleur utile, mais en produisant de la cendre et de la fumée. Il y a alors une combustion lente et incomplète qui ne produit aucun effet utile.

La chimie n'est pas encore parvenue, que je sache, à trouver de différence bien sensible entre la composition de l'air de Paris et la composition de l'air des campagnes, et pourtant nous sommes certains que cette différence existe, puisque, d'une part, il y a des torrents de matières putrides et délétères qui sont versés chaque jour dans l'air de la capitale, et puisque, d'autre part, il faut que le Parisien ait une autre nourriture que le campagnard. Ainsi, le Parisien est obligé de manger de la viande, tandis que le campagnard mange des légumes, et pourtant c'est à grand'peine si l'habitant de la ville parvient, avec sa riche nourriture animale, à obtenir un effet nutritif égal à celui qui s'obtient à la campagne avec le régime féculent végétal.

Nous nous expliquons ce phénomène, au premier abord singulier, en songeant que l'action comburante de l'*air pur* des champs utilise ou *brûle bien mieux* les matériaux alimentaires fournis à l'organisme que l'air corrompu des villes, et dès lors nous comprenons qu'il peut y avoir plus que compensation. Il y a même souvent avantage pour la santé à vivre de peu à la campagne, au lieu de vivre de beaucoup à la ville (1).

Que si maintenant, par impossible, on venait à m'objecter qu'il n'y a qu'une très-légère différence entre l'air de Paris et l'air des campagnes, je ferais observer : 1° qu'il faut souvent de très-faibles proportions de matières toxiques répandues dans l'air pour produire des effets promptement funestes (asphyxies, épidémies, maladies infectieuses, etc.) ; 2° qu'un air vicié ne doit pas être apprécié d'après la différence de composition chimique d'un litre d'autre air pris comme terme de comparaison, mais bien d'après cette différence multipliée par le nombre d'inspirations exécutées depuis qu'on y a été plongé, car les malaises ou maladies qui en résultent, ne se font, en général, sentir qu'après un très-grand nombre d'inspirations.

Chaque inspiration moyenne de l'homme absorbe 500 centimètres cubes d'air ou un demi-litre ; il y a 20 inspirations par minute, soit 10 litres d'air absorbés, ce qui fait par heure 600 litres, en 24 heures près de 15,000 litres, et par année plus de 5 millions

(1) Cette proposition sera démontrée dans notre Mémoire sur la *Diathèse urique.*

de litres. Or, il devient facile de concevoir que lorsque des individus ont absorbé une ou plusieurs fois 5 millions de litres d'air vicié, ou même simplement un peu moins riche en oxygène, l'hématose finit par en être plus ou moins influencée et la santé plus ou moins altérée. Et voilà, suivant moi, *la cause principale qui fait qu'à Paris il y a tant de femmes chlorotiques*, à sang pâle, appauvri, en proie à toutes sortes d'*indispositions aussi variées que variables*, que l'on regarde, en général, comme des *maladies nerveuses*, parce que leurs principales manifestations se traduisent, en général, par des troubles des fonctions du système nerveux, mais que certains spécialistes sont parvenus à faire passer souvent pour des maladies de matrice, parce que, sous l'influence de la faiblesse produite par l'appauvrissement du sang, les femmes sont plus sujettes aux flueurs blanches, et aux souffrances vers les organes génitaux (1).

---

(1) Quelques personnes s'imaginent à tort que la chlorose est la seule condition qui fasse diminuer le nombre des globules rouges du sang ; mais c'est là une grave erreur : M. Andral, lui-même, avait signalé la phthisie, le diabète, l'albuminurie, la cachexie saturnine, les fièvres intermittentes, la grossesse, l'allaitement, les hémorrhagies, les flueurs blanches, la nutrition insuffisante, soit par mauvaise digestion, soit par mauvaise alimentation ; nous pourrions y

Or, si l'on veut bien admettre la vérité du vieil adage : « *Et morborum naturam curationes ostendunt,* » nous rappellerons que le meilleur moyen de faire cesser tout ou partie de ces phénomènes nerveux, consiste à faire prendre aux malades des préparations *ferrugineuses et phosphorées* qui reforment les globules sanguins, c'est-à-dire les organes les plus importants de l'hématose. Leur nombre compense en quelque sorte le peu d'action comburante de l'air des villes que nous proposerions d'appeler *malaria urbana,* si la chose n'avait déjà été faite, et parvient souvent à maintenir un état de santé que l'alimentation la plus riche est souvent incapable de conserver, alors que la respiration ne sait pas l'utiliser.

Il suit de ce que nous venons de dire, que la chlorose, la plupart des maladies nerveuses et des prétendues maladies de matrice qui en constituent souvent les symptômes les plus manifestes, ne sont en réalité que la conséquence d'un défaut de l'alimen-

joindre toutes les causes débilitantes aussi bien que toutes ou presque toutes les affections nerveuses, mais, dans ce cas, la maladie nous paraît devoir être attribuée autant à la disparition ou l'absence des phosphates qu'à celle du fer.

tation provenant d'un trouble, soit de la digestion, soit de l'hématose, et que le meilleur moyen d'y remédier consiste à administrer les ferrugineux et à faire prendre de l'exercice à la campagne. C'est encore là une de ces vérités qui avaient été entrevues par les anciens, et c'est d'ailleurs ce que l'expérience a démontré bien avant la théorie.

Mais ce n'est pas tout que d'introduire du fer dans le sang pour y former des globules rouges, il faut encore que ces globules une fois formés ne disparaissent pas immédiatement, c'est-à-dire qu'il faut que le sang soit assez riche en matières salines, chlorures, phosphates, etc., qui lui permettent de conserver ces globules, et d'éviter leur déformation, leur altération ou leur destruction rapide (1).

Dans le cours de mes études médicales tous ces

(1) Dans mes cours sur les affections nerveuses, j'ai souvent appelé l'attention des élèves sur l'influence énorme que les impressions morales exerçaient sur la circulation et la nutrition, par l'intermédiaire du système nerveux. J'ai fait voir comment les passions gaies ou tristes, excitantes ou déprimantes pouvaient accroître, diminuer, troubler ou suspendre, simultanément ou successivement, les différentes fonctions qui s'accomplissent dans l'organisme humain. — Amener la chlorose, le lymphatisme, la scrofule, le tubercule, etc.

faits m'avaient frappé; aussi dès 1856, alors que je commençais mes cours sur les maladies nerveuses, j'ai abordé l'étude de leur traitement en faisant l'étude de la digestion. Je disais alors : « On s'occupe beaucoup du sang, on s'évertue à faire naître dans le sang des globules rouges en administrant le fer, mais on oublie le phosphore, mais on ne se préoccupe pas des moyens capables de produire la conservation ou le maintien des globules produits ; cependant c'est là le point essentiel, le point capital si l'on veut obtenir une guérison durable. »

Et voilà comment j'ai été conduit à prescrire tantôt le phosphate de chaux et le bicarbonate de soude unis au fer, tantôt le phosphate de fer uni au sucre qui jouit de la propriété de retarder l'élimination des phosphates de l'organisme (1) et, par conséquent, de concourir à la conservation des globules sanguins.

Voilà, enfin, comment j'ai été amené à dire dans un travail très-sérieux sur le rôle du *phosphate de fer* dans l'organisme.

(1) On trouve dans le travail précité des tableaux indiquant la proportion des phosphates et du fer contenus dans les différents tissus de l'organisme, les huiles *dites* de foie de morue, les eaux minérales, etc.

« Si M. Mialhe a pu considérer le fer comme un
« aliment de premier ordre, parce qu'il concourt à
« la formation du globule sanguin, que ne dira-t-on
« pas du phosphate de fer qui renferme non-seule-
« ment les éléments du globule sanguin, mais encore
« les éléments essentiels de tous les tissus et de tous
« les liquides de l'organisme humain, depuis les os
« et les muscles jusqu'au système nerveux lui-même,
« depuis le sang, le lait et le sperme, jusqu'aux li-
« quides de la digestion (1)? »

(1) Nous croyons pouvoir rappeler ici que, dans les leçons de
physiologie clinique faites à l'hôpital Beaujon et reproduites par la
Gazette des Hôpitaux (4 mai 1865), M. Sée s'exprimait sinsi : « Le
fer est contenu tout entier dans l'hématoglobuline. — On peut dire
qu'en chiffres ronds *le globule contient* 10 *fois plus de phosphate*,
mais 2 fois moins de chlorure que le sérum. Enfin, tandis que les
matières extractives peuvent s'élever jusqu'à 8 0/0 dans la sérosité,
on voit au contraire dans les cellules prédominer les graisses et
particulièrement les graisses phosphorées, qui présentent une si
grande analogie avec celle de la substance nerveuse; peut-être
même celles-ci résultent-elles uniquement de l'activité des cellules.

CONCLUSIONS.

———◆———

Et maintenant, Messieurs, comme il est d'usage de terminer un Mémoire par quelques conclusions, voici celles que je soumets à votre appréciation :

1° La santé ne peut subsister que si la nutrition s'exécute convenablement ;

2° Beaucoup d'affections chroniques sont produites ou entretenues par un défaut de nutrition ou un vice dans l'alimentation ;

3° La nutrition et l'alimentation ne peuvent s'exécuter d'une manière convenable que si la digestion, la circulation, la respiration et la transpiration s'exécutent elles-mêmes convenablement, parce qu'il y a la plus étroite solidarité entre toutes ces fonctions ;

4° La guérison des affections chroniques est aussi souvent le résultat d'un changement introduit dans l'alimentation que de l'emploi des drogues empruntées à la matière médicale ;

5° C'est ainsi que la gymnastique, l'hydrothérapie,

le séjour aux eaux (1) ou à la campagne, les voyages et l'exercice produisent souvent des guérisons remarquables ;

6° C'est également par un simple changement de régime que les *homœopathes* obtiennent parfois des succès qui étonnent, et qu'ils attribuent à leurs médicaments ; mais chacun sait aujourd'hui, ou du moins peut savoir, que l'action de leurs prétendus médicaments est parfaitement nulle, et qu'elle ne consiste que dans *la foi* de ceux qui y croient ;

7° *Les phosphates et le fer* peuvent être considérés comme des *aliments de premier ordre* parce qu'ils concourrent à la formation des *globules sanguins* et du *système nerveux.*

(1) Nous reproduisons ici les conclusions de notre *Mémoire sur les Eaux minérales :*

1° Un grand nombre d'eaux minérales sont en même temps phosphatées et ferrugineuses, c'est-à-dire qu'elles renferment du phosphore et du fer ;

2° Le phosphore existe dans les eaux minérales en proportion bien plus considérable que l'arsenic et l'iode ;

3° Il y a lieu de croire que le phosphore existe dans des eaux minérales où sa présence n'a pas encore été constatée ;

4° Les effets curatifs obtenus par les eaux minérales peuvent être attribués avec autant de raison au phosphore qu'au fer qui font partie de l'organisme.

Dans ce Mémoire, nous avons surtout étudié les causes de la chlorose, de l'anémie, des affections nerveuses et des maladies de matrice, dans un prochain mémoire j'étudierai plus spécialement la cause d'un certain nombre d'autres maladies, ce qu'il faut entendre par *diathèse urique*, etc. Je ferai voir comment les matières alimentaires *azotées* ne se trouvant qu'incomplétement oxydées, brûlées, utilisées dans l'organisme, donnent naissance à l'*acide urique;* — comment cet acide urique, résultat d'une alimentation vicieuse, donne à son tour naissance à une série d'affections morbides très-différentes quant à la forme, mais identiques quant au fond.

Ainsi, les calculs, la gravelle, la goutte, le rhumatisme, les névralgies goutteuses et rhumatismales, certaines affections du foie et des reins, comme l'albuminurie et le diabète lui-même, ont probablement pour cause première la plus ordinaire la diathèse urique; c'est-à-dire qu'elles dépendent d'une alimentation vicieuse produite elle-même par une respiration incomplète, un exercice insuffisant, une nourriture trop succulente, etc.

ÉTUDE

SUR

LA DIATHÈSE URIQUE

Felix qui potuit rerum cognoscere causas.

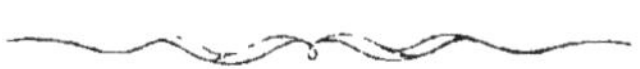

Dans un premier travail sur l'alimentation, j'ai démontré comment des états morbides différents tels que la chlorose, l'anémie, les affections nerveuses, voire même les tubercules et la scrofule, pouvaient provenir d'une alimentation *vicieuse par défaut*, mais surtout *trop pauvre* en matière azotée, en phosphate et en fer. Dans celui-ci, je me propose de poursuivre cette étude et de faire voir comment une alimentation *vicieuse par excès*, mais surtout *trop riche* en matières azotées, peut donner naissance à d'autres états morbides qui tous se rattachent à cette disposition générale que l'on désigne aujourd'hui sous le nom de *diathèse urique*.

Qu'est-ce donc que cette diathèse urique et comment se produit-elle? C'est ce que nous allons tâcher de faire comprendre.—Cependant, avant d'aller plus loin, il nous paraît indispensable de rappeler que les aliments peuvent être divisés en aliments *azotés* ou *plastiques* et en aliments *non azotés* ou *respiratoires*. Si nous avons été des premiers à reconnaître que cette division n'était pas d'une exactitude mathématique, parce qu'il existe peu d'aliments qui ne renferment pas du tout d'azote, nous n'en maintenons pas moins que, d'une manière générale, cette division est vraie théoriquement et pratiquement, attendu que les aliments azotés, renferment le plus souvent *tous* les éléments qui constituent notre organisme, tandis que les aliments non azotés n'en contiennent que quelques-uns.

Nous rappellerons en outre que l'hydrogène, l'oxygène et le carbone qui constituent presque exclusivement les aliments *non azotés*, sont surtout *éliminés* de l'organisme à l'état de vapeur, d'eau et d'acide carbonique par *le poumon*, tandis que l'azote et les sels qui se trouvent dans les aliments *azotés* sont *éliminés* à l'état d'*urée* et d''*acide urique* en dissolution dans la sueur et dans les urines. Ainsi, la matière azotée contenue dans la sueur et dans les urines se présente sous deux états différents : *l'urée et l'acide urique ;* ce sont deux substances qu'il importe de bien connaître, tant au point de vue de la constitution physique qu'au point de vue de la composition chimique, si l'on veut parvenir à se rendre compte, soit de la manière dont elles peuvent se former au sein de l'organisme, soit des phénomènes morbides auxquels peut donner naissance la production exagérée de l'acide urique.

L'acide urique $C^{10} H^4 Az^4 O^6$ est une substance *très-peu soluble* dans l'eau, se présentant sous la forme de petites lames cristallines blanches, douces au toucher, sans odeur ni saveur ; il rougit faiblement le tournesol et se combine avec toutes les bases pour former des sels désignés sous le nom générique d'urates. Il est à remarquer aussi que l'acide urique exige au moins 1,000 parties d'eau pour se dissoudre, que les urates alcalins sont solubles, et que les réactifs oxydants décomposent l'acide urique en donnant naissance à une foule de produits spéciaux qui prouvent l'extrême variété en même temps que l'extrême mobilité des groupements moléculaires organiques.

L'urée $C^2 H^4 Az^2 O^2$ est une substance *très-soluble* dans l'eau, incolore, inodore, d'une saveur fraîche. Elle n'a pas d'action sur la teinture de tournesol, mais elle se combine avec un grand nombre d'acides en formant des sels cristallisables ; il est toutefois à remarquer qu'elle ne forme pas de combinaison avec l'acide lactique et que, si on la chauffe fortement, elle se dédouble en ammoniaque $Az H^3$ et en acide cyanique $C^2 Az O HO$.

$$C^2 H^4 Az^2 O^2 = C^2 Az O H O + Az H^3$$

Les matières albuminoïdes ou ferments contenus dans l'urine transforment l'urée en carbonate d'ammoniaque en lui faisant absorber quatre équivalents d'eau $C^2 H^4 Az^2 O^2 + 4 HO = 2 (Az H^3 HO) C O^2$. Et voilà pourquoi les urines qui ont séjourné longtemps dans des vases ou même dans la vessie, finissent par répandre une odeur ammoniacale et piquent les yeux.

Que si maintenant nous venons à comparer la composition de l'urée et de l'acide urique, nous trouvons dans l'une et dans l'autre du carbone, de l'hydrogène, de l'oxygène et de l'azote, mais non pas dans les mêmes proportions ; car la formule de l'urée est $C^2 H^4 Az^2 O^2$; la formule de l'acide urique est $C^{10} H^4 Az^4 O^6$. D'où l'on voit que l'*urée* renferme *en moins* 8 équivalents de carbone, 2 équivalents d'azote et 4 équivalents d'oxygène.

En admettant que 2 équivalents de carbone auraient pu ou dû se combiner avec 4 équivalents d'oxygène pour former de l'acide carbonique, on verra que l'acide urique diffère encore de l'urée par un excédant de 6 équivalents de carbone et de 2 équivalents d'azote qui n'ont pas été brûlés ou utilisés dans l'acte respiratoire. C'est-à-dire que l'urée et l'acide urique sont, l'un et l'autre, des produits de la combustion des matières azotées, mais avec cette différence que l'urée est le résultat d'une combustion complète et que l'*acide urique est le résultat d'une combustion incomplète,* imparfaite, mauvaise. Dans l'état normal, cette combustion n'est cependant jamais absolument complète, car l'homme doit rendre par les urines, en 24 heures, de 30 à 50 grammes d'urée, et seulement 1 grammme à 1 gramme 1/2 d'acide urique : si la proportion d'acide urique augmente, on ne tarde pas à voir apparaître l'une ou l'autre de ces manifestations morbides qui caractérisent ce qu'on désignait autrefois sous les noms *de goutte, podagre, diathèse goutteuse ou rhumatismale,* et qu'on appelle aujourd'hui *diathèse urique.*

Comme, en définitive, la molécule d'*acide urique* ne diffère de la molécule d'*urée* que par une prédominance de carbone et d'azote, il faut rechercher d'où proviennent ce carbone et cet azote en excès qui ont donné naissance à l'acide urique, substance insoluble et cause première d'une foule de maladies plus ou moins graves, plus ou moins douloureuses, plus ou moins mal connues.

Ce carbone et cet azote, en excès, qui se trouvent dans l'acide urique, proviennent : soit d'une alimentation trop riche que la respiration ne parvient pas à brûler, à utiliser : soit d'une respiration insuffisante, d'une hématose imparfaite qui ne parvient pas à oxyder suffisamment le carbone et l'azote. D'où cette première indication, aussi simple que rationnelle, que pour combattre la *diathèse urique,* il faut ou *diminuer la ration alimentaire, carbo-azotée,* ou *favoriser l'hématose* en activant la respiration, c'est-à-dire en faisant fonctionner tous les organes, en faisant prendre de l'*exercice corporel.*

Il est, en effet, bien facile de concevoir : 1° que, si l'on vient à diminuer la ration alimentaire azotée type, le travail respiratoire restant le même, la quantité d'azote à oxyder devenant relativement moindre pourra être entièrement utilisée et donner naissance à de l'urée, corps très-soluble et très-oxydé ; 2° que, si on vient à augmenter le travail respiratoire sans augmenter la ration alimentaire azotée type, il y aura nécessairement une plus grande quantité d'oxygène en état de brûler, d'oxyder, d'utiliser cette matière azotée, c'est-à-dire de la transformer en urée.

Si donc on venait à combiner ces deux moyens : diminuer la ration alimentaire azotée, augmenter le travail respiratoire, on aurait, d'une part, moins d'azote à oxyder, et, d'autre part, plus d'oxygène pour oxyder ; l'effet serait double, deux fois plus marqué.

Et qu'on ne vienne pas me dire que ce sont là des théories ; ce sont des faits qui se passent sans que nous y fassions attention, et qui trouvent leurs applications chaque jour dans la pratique médicale. L'hydrologie, la gymnastique, l'entraînement leur doivent, *à coup sûr, sans le savoir,* une grande partie de leurs succès. Si maintenant on veut que je m'appuie sur des expériences physiologiques directes, je citerai des faits bien connus. Ainsi, Séguin a constaté qu'un homme, allant au pas, ne consommait que 300 pouces d'air, tandis que lorsqu'il faisait de grands efforts musculaires, il en consommait 800 pouces dans le même espace de temps, c'est-à-dire environ 3 fois plus. — M. Schmidt a évalué qu'il exhalait *en acide carbonique*, par le poumon en 24 heures :

815 grammes pendant un repos complet.

948 grammes pendant qu'il marchait.

1293 grammes quand il effectuait un travail musculaire considérable.

Un homme pesant 86 kilogrammes exhalait *par minute* (en acide carbonique par le poumon).

0,32 centig. pendant le sommeil.

0,65 centig. quand il était assis.

1,16 centig. quand il faisait 2 milles à l'heure.

1,55 centig. quand il faisait 3 milles à l'heure.

On le voit, tous ces résultats concordent sensiblement entre eux et viennent par conséquent fournir la démonstration des faits que nous avions précédemment énoncés ; de plus, ils concordent avec d'autres résultats d'une manière frappante. Non-seulement ils prouvent que, sous l'influence de l'exercice musculaire, il y a plus d'acide carbonique exhalé, ou, ce qui revient au même, plus de carbone brûlé (dans le poumon) dans un temps donné, mais encore que *sous l'influence de cet exercice la proportion d'urée augmente tandis que celle de l'acide urique diminue.* Une même personne

A donné
{
à l'état de repos 487 grains d'urée 28,8 d'acide urique
par un travail modéré 682 — 13,7 —
par un violent execice 865 — 8,2 —
}

D'où l'on voit que, *sous l'influence de l'exercice, la combustion respiratoire augmente, la production d'urée augmente, et la production d'acide urique diminue.*

L'influence du régime alimentaire n'est ni moins remarquable, ni moins évidente. Ainsi, M. Beigel, en comparant les urines d'hommes soumis à un régime sévère à celles d'hommes ayant une nourriture abondante et animalisée, a trouvé dans un cas de 18 à 23 grammes d'urée et dans l'autre de 46 à 52 grammes d'urée.

Enfin, M. Lehmann, en variant son propre régime, a obtenu les résultats suivants :

1° Régime non azoté (graisse, amidon, sucre)	15,408 en urée		0,735 en acide urique	
2° Régime végétal	—	22,481	—	1,021	—
3° Régime mixte	—	32,496	—	1,183	—
4° Régime animal	—	53,198	—	1,478	—

Enfin, M. Haughton a obtenu des résultats identiques en soumettant alternativement au régime végétal et au régime animal cinq individus :

	URÉE.		ACIDE URIQUE.	
	Régime animal	Régime végétal.	Régime animal.	Régime végétal.
1°	465,09 grains	367,50 grains	1,02 grains	0,50 grains.
2°	677,25 —	578,81 —	11,88 —	0,71 —
3°	644,62 —	315,00 —	1,04 —	1,69 —
4	554,10 —	366,12 —	7,40 —	2,48 —
5°	630,00 —	342,55 —	5,29 —	2,03 —

Si maintenant on venait à me demander comment il se fait que chez des sujets soumis au régime *non azoté*, au régime végétal, à la diète et même à l'abstinence, on a trouvé de l'urée et de l'acide urique dans les urines, je répondrais que ces matières azotées se trouvaient en quantité relativement peu considérable et qu'elles provenaient, en grande partie, de la *combustion des tissus de l'organisme* lui-même.

Chez l'enfant qui grandit, la matière alimentaire, azotée ou plastique, est en grande partie employée à former le corps et les organes qui se développent ; aussi donne-t-elle rarement naissance à des dépôts d'acide urique, mais chez l'adulte et surtout chez le *vieillard* qui prend *peu d'exercice* et se livre à la *bonne chère* (1), comme l'alimentation fournit beaucoup plus d'azote et de carbone qu'il n'en faut pour réparer les pertes journalières nécessitées par l'entretien de l'organisme, il y a de grandes chances pour que *l'azote en excès*, soit imparfaitement brûlé et *donne naissance à des dépôts d'acide urique*.

Or, consécutivement à la formation de l'acide urique, on voit apparaître très-fréquemment des symptômes morbides différents, quant à leur siége et quant à leurs manifestations extérieures, mais identiques quant au fond qui est la *diathèse urique*.

De toutes les manifestations de la diathèse urique, la plus éclatante, la plus saisissante, la plus palpable, est sans contredit la *pierre*, dont le nom seul frappe de terreur l'esprit des malades, en même temps qu'il éveille dans l'esprit du médecin l'idée d'une lésion *matérielle* et d'une opération chirurgicale ; mais cette manifestation de la diathèse urique n'est pas la seule ; l'acide urique peut, en effet, se déposer nonseulement dans les différents points de l'appareil urinaire, *en masse*, sous une forme de pierres, de graviers, de sables, mais encore *s'infiltrer* dans

(1) *Si a podagra liberari cupis aut pauper sis oportet, aut ut pauper vivas.*

les articulations, le névrilème, les muscles, en donnant naissance à ces états morbides, en général assez mal connus, et qui sont appelés goutte, rhumatisme goutteux, névralgie rhumatismale, etc.

Au premier abord, il semble qu'il n'y a aucun rapport entre pisser du sable et ressentir une douleur névralgique, et pourtant il peut y avoir la plus étroite parenté entre ces deux états morbides, puisqu'ils peuvent être, l'un et l'autre, le résultat d'une *prédominance de l'acide urique dans l'économie*, c'est-à-dire d'une combustion incomplète des matériaux azotés. Enfin, comme il y a une très-grande analogie entre le rhumatisme goutteux et le rhumatisme simple, il est permis de se demander s'il n'y aurait pas une communauté, une identité d'origine entre ces deux affections; or, nous croyons que ce sont deux manifestations de la diathèse urique, qu'elles peuvent dépendre d'un excès d'acide urique.

Dans l'état normal, il n'y a dans le sang que des traces presque imperceptibles d'acide urique, et l'on a même dit que cet acide, en neutralisant l'état alcalin du sang, faisait déposer une petite quantité d'albumine qui sert à la nutrition des tissus; mais il est facile de concevoir que si la quantité d'acide urique vient à augmenter, il pourra en résulter une perturbation, un bouleversement général dans l'économie; car l'albumine, au lieu de se déposer petit à petit en quantité presque inappréciable, se précipitera brusquement *en masses*, formera des flocons capables d'engorger des vaisseaux et de produire l'anasarque, l'hydropisie et l'albuminurie.

Le rein lui-même, irrité ou fatigué par le passage de ce sang anormal chargé d'albumine, par ce sang en voie de décomposition, se trouvant d'ailleurs mal nourri, deviendra à son tour malade. Il pourra présenter, à nos yeux, des altérations de structure ou de tissus plus ou moins curieuses qui, naguère encore, servaient à caractériser les différentes périodes de la *maladie de Bright*. Arrivé à ce point de désorganisation, on comprend que l'albumine puisse se trouver éliminée en nature, que la nutrition puisse se faire de plus en plus mal, que la santé puisse s'altérer et la vie-même se trouver sérieusement compromise.

Nous pourrions présenter des considérations du même ordre, relativement à la production du diabète et à ses conséquences. On sait, en effet, que M. Mialhe a établi que le *diabète* était le résultat d'un défaut de l'alcalinité du sang, parce que cette absence d'alcalinité empêchait la décomposition de la glycose qui, n'étant pas utilisée, brûlée dans l'acte respiratoire, se trouvait éliminée par les urines. — Or, pourquoi le sang n'est-il plus assez alcalin ? n'est-ce pas tout simplement parce que l'acide urique y prédomine ? —Et pourquoi l'acide urique y prédomine-t-il ? n'est-ce pas parce que la combustion pulmonaire et l'hématose sont imparfaites ?

Et voilà, suivant moi, pourquoi l'on voit si souvent apparaître, chez *les poitrinaires,* l'albuminurie, le diabète, l'amaigrissement et l'anasarque. La combustion incomplète qui s'opère dans leurs poumons ulcérés ne peut pas utiliser les matières alimentaires qui ont été introduites dans l'économie, et qui pourtant avaient été digérées par les organes digestifs.

Il est probable que c'est en se fondant sur des théories semblables qu'on était parvenu, il y a quelques années, à instituer un traitement prétendu rationnel de la glycosurie, qui consistait à priver le malade de boissons et d'aliments féculents en lui administrant des alcalins. C'est pour arriver à ce résultat qu'on a condamné de malheureux diabétiques à ne manger que du pain de gluten et du petit salé, comme si ces matières albuminoïdes n'étaient pas capables de donner naissance à de la glucose. On avait probablement oublié alors que les animaux carnivores respirent comme les hommes, qu'ils exhalent de l'acide carbonique par les poumons et qu'ils rendent de l'urée et de l'acide urique par les urines. Il y a plus : c'est que comme *l'urine est d'autant plus chargée d'acide urique que le régime est plus azoté,* il s'ensuivait qu'avec cet ingénieux traitement on allait précisément contre le but que l'on voulait obtenir, puisqu'au lieu d'alcaliniser le sang, on l'acidifiait. Il est vrai que lorsque les malheureux malades mouraient après avoir subi ce triste régime, le médecin traitant avait la satisfaction de se dire qu'ils auraient dû guérir s'ils avaient pu supporter ce régime plus ou moins scientifique.

Quant à la *transpiration,* je n'en ai rien dit encore et avec intention, parce que cette fonction est, en quelque sorte, complémentaire de l'action respiratoire. Elle a surtout pour but de maintenir l'équilibre physiologique en rejetant au dehors l'eau qui, après avoir circulé dans l'organisme, n'a pas été évacuée par les reins ou par les poumons. Cette eau, qui sort ainsi par l'enveloppe cutanée après avoir traversé tout l'organisme, se trouve naturellement chargée de principes excrémentitiels plus ou moins semblables à ceux qui existent dans les urines. Aussi, lorsque l'on compare la composition *de l'urine* et de *la sueur*, on est frappé de cette analogie, car on retrouve presque indentiquement les mêmes sels, plus de *l'acide urique*.

Il est facile de concevoir que si la transpiration se trouve brusquement arrêtée sur un ou plusieurs points du corps, le liquide en mouvement pourra s'infiltrer dans les tissus, se déposer dans telle ou telle cavité, en donnant naissance à ces épanchements séreux qui ont reçu les noms de pleurésie, de péricardite, de rhumatisme articulaire.

Dans d'autres cas, les *matières salines excrémentitielles* contenues dans ces liquides paraissent se déposer seules et donnent alors naissance à ces affections douloureuses désignées sous les noms assez vagues de goutte rhumatismale, douleurs, rhumatismes goutteux, rhumatismes nerveux, névralgies, etc. Pour nous, s'il nous était permis d'émettre notre opinion, nous dirions que ces affections sont le résultat d'une sorte d'infiltration, d'incrustation des tissus blancs fibreux par des matières excrémentitielles irritantes. Nous croyons, par exemple, que lorsque cet effet se produit dans le névrilème ou autour des filets nerveux, il doit en résulter un effet douloureux analogue à celui que produisent quelques grains de sable fin introduits dans l'œil ; et ce qui me confirme surtout dans cette manière de voir, c'est le but vers lequel tendent, en réalité, tous les traitements et le résultat qu'on obtient quand on arrive à la guérison.

Quel est, en effet, le traitement qui réussit le mieux pour combattre toutes ces affections ? n'est-ce pas celui qui parvient à amener une abondante transpiration ? Les moyens pour arriver à ce résultat peuvent varier (frictions, douches, bains, vésicatoires, purgations), mais le but final est unique : *produire un courant de liquide qui transporte, de l'intérieur vers l'extérieur, les matières solides ou liquides épanchées, parce qu'elles obstruent les pores et gênent, plus ou moins, le jeu de nos organes.*

A ceux qui nous demanderont si nous voulons revenir aux idées anciennes et nous faire les disciples de

Themison et de Thessalus, nous répondrons que, sans nous montrer partisans exclusifs du *strictum* et du *laxum*, nous croyons que *les anciens n'étaient pas plus sots que les modernes*, et qu'on ferait peut-être mieux de revenir sur les vieilles théories dans ce qu'elles ont de bon, de raisonnable, que de s'évertuer à faire des descriptions ridicules de maladies nouvelles qui existent à peine dans l'esprit des auteurs qui les inventent.

Nous admettons aussi que, dans quelques cas, l'arrêt des produits excrémentitiels peut produire soit une violente réaction générale, soit une *intoxication* plus ou moins profonde. Chacun sait, en effet, que si on rase les poils d'un animal assez rapproché de l'homme, comme un chien ou un mouton, et que si l'on applique sur sa peau un vernis épais et siccatif, la mort arrive au bout de quatre, six, huit ou dix heures. Et, je viens de voir un homme qui, après s'être plongé dans l'eau froide, étant en sueur, est mort au bout de quelques jours de souffrances et d'oppression, sans avoir eu ni épanchement séreux, ni fluxion de poitrine.

Un dernier mot et j'aurai parcouru le cadre des

affections produites par un trouble de l'alimentation.

J'ai dit précédemment que ce trouble pouvait avoir pour causes premières :

1° Des aliments mauvais ou insuffisants ;

2° Une digestion vicieuse ;

3° Une respiration imparfaite ;

4° Une circulation irrégulière.

C'est par cette dernière que je vais terminer ; mais, comme au premier abord on pourrait ne pas bien saisir les rapports qu'il y a entre l'alimentation et la circulation, nous croyons devoir présenter quelques considérations qui permettent de saisir l'étroite solidarité qui unit ces deux fonctions.

Le cœur et les vaisseaux qui en partent constituent en réalité un simple appareil de transmission, c'est un simple intermédiaire entre l'appareil digestif et l'appareil respiratoire, mais un intermédiaire indispensable, car s'il fonctionne mal, un trouble profond se produira dans tout l'organisme.

Le cœur et ses annexes jouent dans l'organisme exactement le même rôle que les pompes alimentaires de nos machines à vapeur : il y a des tuyaux et des soupapes qui doivent régler la marche des liquides en mouvement ; or si ces tuyaux, si ces soupapes ou

si la pompe elle-même fonctionnent mal, la distribu-
tion des liquides qui doivent entretenir l'organisme
se fera d'une manière irrégulière, la nutrition deviendra vicieuse, incomplète, des troubles pourront
survenir dans les différentes fonctions.

C'est ainsi que les affections du cœur produisent souvent des oppressions, des étouffements, des infiltra-
tions séreuses plus ou moins étendues, l'albuminurie
et même la mort. — Malheureusement, les moyens
de remédier aux affections du cœur sont, en général,
fort peu efficaces. En dehors de ceux que nous avons
déjà fait connaître, et qui ont pour but de maintenir
le sang dans son état de composition normale, on en
est presque toujours réduit exclusivement à administrer la digitaline qui produit souvent du *soulagement,
mais bien rarement des guérisons.* Ce médicament
ralentit les battements du cœur ; par suite, les irrégu-
larités de ces battements deviennent moins sensibles,
et la circulation est un peu plus régulière ; mais il est
bien rare que la régularité revienne et persiste longtemps d'une manière continue.

Nous terminerons ici cet exposé des maladies produites par un trouble de l'alimentation ou plutôt par

un trouble de l'une des grandes fonctions : digestion, respiration, transpiration, circulation qui concourent à l'alimentation, et nous en tirerons quelques conclusions.

CONCLUSIONS.

Le meilleur moyen de combattre la diathèse urique, ainsi que les différents états morbides qui en dépendent consiste à :

1º Laisser de côté le vin, les liqueurs, le café, le thé, la viande et généralement tous les aliments azotés, parce qu'ils concourent à la formation de l'acide urique.

2º Suivre un régime *végétal* sévère, en insistant particulièrement sur les fécules, les légumes verts et les fruits, et généralement sur les aliments non azotés, parce qu'ils ne peuvent pas former d'acide urique.

3º Se livrer régulièrement à un exercice un peu violent, parce que la combustion respiratoire se trouvant alors forcément activée, fera passer à l'état d'urée la presque totalité des matériaux azotés ingérés.

4º Boire une certaine quantité d'eau faiblement minéralisée (1), 3, 4, 5 ou 6 litres et plus par jour, parce que cette eau sera rendue par les sueurs et par les urines et qu'elle entraînera forcément une plus ou moins grande partie de l'acide urique contenu dans l'organisme.

(1) Les réclames mensongères sont parvenues à tromper le public et même à fausser le jugement des médecins ; aussi je crois devoir citer ici les paroles de notre maître, le professeur Trousseau, qui a su résister à l'entraînement général.

« Vous savez jusqu'à quelle frénésie on a poussé dans ces derniers
» temps l'emploi des eaux minérales de Vals, de Vichy, de Carlsbad. Mon
» opinion est qu'il n'existe pas dans le monde une médication plus dan-
» gereuse que celle-là ; j'ai certainement vu pour ma part plus de 500
» goutteux ayant été à Vichy et s'en étant horriblement trouvés, et je ne
» sais pas, en revanche, si mes souvenirs me retraceraient quelques cas
» isolés d'amélioration réelle. » — Clinique du professeur Trousseau.

Dans un autre travail, nous aborderons l'étude des causes d'un grand nombre de maladies qui surviennent pendant l'exercice régulier des fonctions de l'organisme. Nous verrons que toutes ou du moins presque toutes ces maladies sont le résultat d'une intoxication, d'un véritable empoisonnement par des matières animales, végétales ou minérales, qui ont reçu les noms différents de poisons, médicaments, virus, ferments, miasmes, effluves, mais qui agissent tous en amenant une altération dans la composition de nos humeurs.

J'ai commencé en disant avec Virgile :

Félix qui potuit rerum cognoscere causas.

et je termine avec l'espérance de n'avoir pas à dire avec Ovide :

Barbarus hic ego sum quia non intelligor illis.

Paris. — Imprimerie Félix MALTESTE et Cⁱᵉ, rue des Deux-Portes-St-Sauveur, 22.

OUVRAGES DU MÊME AUTEUR

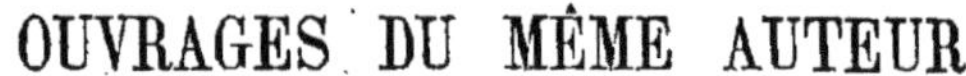

1° **Les doctrines médicales** — ou Essai sur les différentes théories qui ont successivement eu cours en médecine;

2° **Étude sur l'organisation de la médecine** et la *suppression des officiers de santé*;

3° **Du Rôle des phosphates dans l'organisme**, et en particulier du phosphate de fer (chimie, physiologie, thérapeutique);

4° **Essai sur les Injections sous-cutanées**, ou Nouvelles expériences physiologiques, toxicologiques et thérapeutiques.

5° **Étude sur la Diathèse urique;**

6° **Étude sur la Digestion et l'Alimentation** (mémoire lu à l'Institut, Académie des Sciences).

POUR PARAITRE PROCHAINEMENT

1° **Description du Spéculum Trousse**, formant 20 instruments et en contenant 45; — *du Trocart-seringue*, pour injections sous-cutanées, avec figures;

2° **Observations de Greffes animales autoplastiques curieuses**, avec figures;

3° **Essai sur les Maladies nerveuses.**

Paris. — Imprimerie Félix Malteste et Cie. rue des Deux-Portes-Saint-Sauveur, 22.